DE

LA DYSPEPSIE

ET DES

MALADIES DYSPEPTIQUES

AU POINT DE VUE DE LA PATHOLOGIE GÉNÉRALE

PAR

Le docteur DURAND-FARDEL

La dyspepsie tient une telle place dans la médecine thermale, et elle s'est trouvée si souvent introduite incidemment dans nos discussions, que j'ai pensé qu'il pourrait y avoir quelque intérêt à en porter devant vous la question.

J'ai l'intention d'appeler votre attention sur quelques points de l'histoire de la dyspepsie qui touchent, pour la plupart, à la pathologie générale. Il ne sera point question, dans cette communication, des eaux minérales. Si les points de vue que je vous présenterai sont justes, les déductions pratiques en découleront d'elles-mêmes.

Comme ce n'est point une histoire de la dyspepsie que

j'ai l'intention de vous présenter, permettez-moi de vous signaler les différents sujets que je me propose de traiter : 1° *la constitution nosologique de la dyspepsie ;* 2° *la distinction de la dyspepsie et de la gastralgie ;* 3° *l'étiologie pathogénique de la dyspepsie ;* 4° *les rapports de la dyspepsie avec les affections constitutionnelles ou diathésiques.*

La dyspepsie, dans le sens généralement admis, est caractérisée par des troubles variés de la digestion, que l'on suppose indépendants de toute altération organique de l'estomac. Je dois ajouter que, dans les considérations qui vont suivre, le duodénum ne doit pas être séparé de l'estomac, dont il n'est, physiologiquement, que la continuation.

I.

Il est nécessaire, si l'on veut se faire une idée nette de la dyspepsie et de ses variétés, ainsi que de sa pathogénie, comme de son étiologie, il est nécessaire de se représenter les conditions qui président à l'accomplissement régulier de la digestion, et que je vous demande la permission de mettre rapidement sous vos yeux.

La digestion représente une opération chimico-vitale très-complexe, dont les termes les plus immédiats sont : 1° la présence d'aliments convenablement préparés par l'insalivation et la mastication ; 2° la sécrétion de liquides spéciaux destinés à agir sur elle chimiquement ; 3° un ensemble de contractions musculaires, pour activer leur mélange ; 4° des gaz provenant, soit de l'estomac, soit de l'opération digestive elle-même, et devant avoir pour effet de faciliter les différents temps de la digestion.

Il ne faut perdre de vue aucun de ces points, si l'on veut se rendre compte des symptômes de la dyspepsie. Mais il est des conditions plus éloignées, et qui ne paraissent pas moins essentielles à l'accomplissement de la digestion : elles appartiennent à la circulation sanguine et à l'innervation.

Il ne se fait pas de digestion sans une hypérémie actuelle de l'estomac ; insignifiante s'il ne s'agit que de quelques matières à digérer : importante s'il s'agit d'une proportion notable d'aliments, d'un repas. Cette hypérémie est en rapport avec l'activité toute particulière, mais toute temporaire, des sécrétions gastro-intestinales à l'instant de la digestion, et avec l'activité non moins particulière de la contractilité de l'estomac et de l'intestin. Tout porte à croire en outre qu'une sorte d'éréthisme nerveux, ou de congestion nerveuse, ne joue pas un moindre rôle dans ce concours de phénomènes.

Mais il ne faut pas considérer seulement le fait même de la double congestion sanguine et nerveuse, inhérente à la digestion. Il faut considérer encore l'aptitude de la sanguification et de l'innervation à fournir les éléments nécessaires, soit chimiques, soit dynamiques.

Je résume ce qui précède. Il faut, pour que la digestion s'opère normalement, que les conditions suivantes se réalisent sous les formes et dans les proportions voulues : 1° préparation des aliments par les phénomènes buccaux : 2° agitation du bol alimentaire ; 3° sécrétion de sucs particuliers ; 4° présence d'une atmosphère gazeuse. — D'une autre part : 1° hypérémie sanguine et afflux nerveux suffisants ; 2° constitution du sang et état de l'innervation appropriés aux phénomènes dont il s'agit.

Ces prolégomènes, dont je vous prie d'excuser le caractère élémentaire, sont singulièrement importants à considérer, car ils nous donnent véritablement la clef de la dyspepsie. En effet, il faut reconnaître que tout ce qui viendra troubler quelqu'une, la moindre de ces conditions, en dehors de toute altération de l'estomac lui-même, devra ou pourra devenir une cause de dyspepsie ; j'entends par sa répétition.

En effet, s'il ne s'agit que d'un trouble passager, il en résultera simplement une digestion pénible accidentellement, ce qui n'aura aucune importance, ou, à un certain degré, une *indigestion*. Or, nous verrons tout à l'heure que les causes de l'indigestion sont à peu près les mêmes que celles d'un grand nombre de dyspepsies, mais accidentelles et passagères, au lieu d'être durables et habituelles.

Ce tableau des conditions physiologiques de la digestion ne nous met pas seulement sur la voie des causes de la dyspepsie ; il nous rend compte encore des diverses formes que peut revêtir la dyspepsie, et dont je vais dire quelques mots.

Lorsque l'on considère la multiplicité des conditions nécessaires à l'accomplissement d'une digestion régulière, il ne faut pas s'étonner de la fréquence de la dyspepsie. Il faut s'étonner au contraire que, dans les conditions artificielles d'existence que nous crée la société, tout le monde ne soit pas dyspeptique. Mais l'habitude détermine une sorte d'entraînement de l'organisme qui se prête heureusement aux circonstances les plus défavorables où il est obligé de se mouvoir.

Dans l'état absolument normal, on n'a pas conscience de la digestion. Cependant on peut presque toujours, surtout si l'on y fait attention, percevoir un peu de refroidissement, de lourdeur générale, de pesanteur intellectuelle, de besoin de repos, comme si l'organisme, attentif à l'acte important qui s'accomplit, suspendait momentanément son activité générale pour la concentrer sur l'organe qui en est le siége.

Il n'est sans doute personne qui n'ait éprouvé ces sensations à un certain degré ; beaucoup d'une manière notable et après chaque repas. Ce n'est pas là un état maladif, ce n'est que la perception trop vive de l'accomplissement d'un acte physiologique.

Mais marquez un peu plus ces diverses sensations, et vous avez la première notion de la dyspepsie, de ce que j'appelerai la dyspepsie simple : c'est un sentiment vague de plénitude et de pesanteur à l'épigastre, avec refroidissement de la périphérie, lassitude générale, brisement musculaire, torpeur intellectuelle, somnolence. Cela se montre aussitôt après le repas ou une ou deux heures après, dure un quart d'heure, une ou deux heures, et se dissipe. Ces phénomènes peuvent être très-prononcés, et accompagnés d'autres que je n'ai pas besoin de vous reproduire, sans changer pour cela de caractère. Voilà une forme très-simple de dyspepsie constituée par la pure exagération des sensations élémentaires qui peuvent accompagner la digestion même la plus régulière.

Il faut y ajouter quelque chose d'assez particulier qui se passe vers la tête.

Il résulte sans doute de l'hypérémie dont l'estomac devient le siége pendant le travail digestif, et de la plénitude du système vasculaire dans cette région, un ralentissement momentané de la circulation veineuse, qui se fait sentir spécialement vers la tête. La face se colore, les yeux s'injectent, il y a de la pesanteur de tête, des étourdissements, des vertiges, de la somnolence, de la céphalalgie ; tout cela à un faible degré, ou bien à un degré prédominant.

Il y a même des individus chez qui la difficulté de la digestion ne se fait sentir que dans la tête, comme il y a des femmes chez qui les sensations utérines ne se font sentir que dans les lombes, ou même dans les cuisses. Mais ce ne sont pas seulement là des phénomènes congestifs; il y a évidemment un retentissement nerveux de l'estomac vers la tête; le vertige à *stomacho læso* n'est pas toujours un phénomène congestif; de même encore, du reste, que le vertige dit nerveux n'est pas toujours un symptôme dyspeptique.

Mais voici un autre ordre de faits tout particuliers.

Il arrive que chacun des termes dont se compose l'acte digestif lui-même vient à se troubler d'une manière tout à fait spéciale, et quelquefois exclusive. Le plus important est la sécrétion de sucs particuliers destinés à faire subir aux aliments les transformations essentielles. Ces aliments introduits appartiennent à l'une des trois classes suivantes : azotés, gras, féculents ou sucrés. Chacun de ces principes alimentaires rencontre une sécrétion particulière qui lui est directement adressée : or chacun peut aussi trouver l'estomac réfractaire à sa digestion spéciale. Il faut admettre ici que la dyspepsie résulte d'un trouble particulier de l'une des sécrétions gastro-intestinales. On dit alors qu'il y a une dyspepsie spéciale des matières grasses, ou des matières féculentes, ou des matières azotées. Les deux premières sont les plus fréquentes.

Quelquefois la digestion est troublée par un excès des sécrétions gastriques, et spécialement des sécrétions acides; c'est ce qu'on appelle la dyspepsie *acide* ou acescente. D'autres fois, c'est l'ensemble des sécrétions de l'estomac qui est exagéré; c'est la dyspepsie *pituiteuse*. Mais il y a un véritable catarrhe de l'estomac, la *gastrorrhée*, fort semblable à certaines bronchorrhées, et qui ne me paraît pas devoir être conservé nosologiquement parmi les maladies dyspeptiques. Cette sécrétion catarrhale se montre surtout dans l'état de vacuité de l'estomac. Je voudrais réserver pour elle la dénomination de catarrhe de l'estomac. Mais il ne faut pas la confondre avec le catarrhe de l'estomac tel que l'entendent les Allemands (Niemeyer), et qui n'est autre chose que notre gastrite chronique, avec épaississement de la muqueuse ou des tissus sous-muqueux, état mamelonné, colorations diverses, etc.

D'autres fois, c'est l'élément contractile de la digestion qui est mis en jeu et diversement troublé. Je veux parler du *vomissement* et de la *rumination*.

Il y a des dyspepsies qui consistent uniquement dans le vomissement d'une partie des aliments, soit aussitôt après le repas, soit plus tard, sans avoir subi aucune ou presque aucune action digestive, et sans être accompagnés par aucune des sécrétions gastriques. Ou bien c'est une véritable rumination, décrite par les auteurs sous le nom de *méricisme ;* une partie des aliments, au lieu d'être vomis, remontent par gorgées ou par régurgitations dans le pharynx, presque sans aucune sensation consciente, et ils sont quelquefois ingurgités de nouveau, mais le plus souvent rejetés par dégoût. Bien que la rumination s'accompagne ordinairement des symptômes dyspeptiques habituels, je l'ai vue plus d'une fois, comme le vomissement, constituer le seul et unique symptôme dyspeptique.

Enfin, nous trouvons encore la dyspepsie *flatulente*, dans laquelle le symptôme prédominant est l'excès des produits gazeux de l'estomac. Je me contente de la signaler, mon objet n'étant pas de décrire ces différentes formes de la dyspepsie. Cependant, je ne sais s'il est nécessaire de vous faire observer qu'il faut se garder de considérer comme dyspeptiques toutes les pneumatoses de l'estomac. De même qu'il y a une dyspepsie vertigineuse, une dyspepsie pituiteuse, une dyspepsie flatulente, il y a des vertiges, des gastrorrhées et des pneumatoses qui n'ont aucun rapport avec la dyspepsie. Bien plus, l'introduction des aliments a généralement pour effet, dans ces derniers cas, d'atténuer la manifestation morbide, ce qui est précisément l'inverse, lorsque ces mêmes phénomènes sont des manifestations dyspeptiques.

Sans doute voici bien des expressions symptomatiques différentes. Il y a fort loin d'une dyspepsie acescente au vertige dyspeptique, ou au vomissement, si nous prenons les cas où ces phénomènes s'isolent au lieu de se combiner ensemble : c'est pour cela que je désigne sous le nom de *maladies dyspeptiques* un ensemble de faits qui, malgré leur apparente diversité, sont tous de la même famille.

II.

Je veux maintenant, avant d'aller plus loin, vous parler de la *gastralgie*, et appeler votre attention sur ses dissemblances et sur ses rapports avec la dyspepsie.

A une époque au déclin de laquelle les plus âgés d'entre nous ont encore assisté, tous les désordres des fonctions digestives étaient à peu près indifféremment rapportés à la *gastrite*. Lorsque la réaction contre des doctrines erronées s'est faite, la *gastralgie*, surtout depuis le livre de Barras, a remplacé la gastrite et englobé la plupart des désordres de l'estomac qui ne paraissent pas devoir être rattachés à quelque lésion organique. Et depuis lors, ce mot est resté comme un terme générique, et un grand nombre de médecins l'emploient aujourd'hui indifféremment avec celui de dyspepsie.

Comme les mots ont pour objet de représenter des idées, il faut reconnaître que cette confusion est on ne peut plus fâcheuse, attendu que la gastralgie représente un état pathologique, non-seulement autre que la dyspepsie, mais tout à fait opposé, soit en nosologie, soit en thérapeutique.

La gastralgie n'est autre chose qu'une névrose douloureuse, c'est-à-dire la névralgie de l'estomac. Comme toutes les névralgies, elle se montre ou par accès, ou d'une manière habituelle, ou d'une manière continue.

Les accès de gastralgie, ou *crampes d'estomac*, n'offrent assurément aucun point de rapprochement avec aucune des formes de la dyspepsie. Je n'ai pas besoin d'insister sur ce sujet. Mais il en est de même des autres formes de la gastralgie, dont je reproduirai les principaux types.

Ce sont des douleurs cardialgiques non continues, mais habituelles ou apparaissant à des époques indéterminées et ne revêtant plus le caractère d'accès. D'une intensité tolérable, elles se montrent surtout à jeun et sont plutôt soulagées que ramenées par l'introduction des aliments.

Il est un certain nombre de gastralgiques chez lesquels existe une douleur cardialgique continue, avec ou sans exaspérations, et que l'introduction des aliments n'augmente en rien. Ce sont souvent des jeunes filles chlorotiques. Cette douleur, ordinairement accusée par la pression, presque toujours limitée, surtout sous la pression douloureuse, à un espace très-restreint vers la pointe de l'appendice xiphoïde, remontant quelquefois sous le sternum et s'accompagnant de dyspnée, n'atteint jamais la violence des crises gastralgiques et se trouve souvent plus difficile à supporter pour sa persistance que pour sa vivacité.

Enfin, il est une forme de gastralgie, non moins commune chez les chlorotiques, dans laquelle l'introduction des moindres aliments ou de certains aliments détermine des douleurs excessives et souvent de très-longue rudée.

Ces types, tracés d'après des observations que j'ai sous les yeux, quel point de contact, autre que le siége, offrent-ils avec aucune des formes de la dyspepsie ?

Le caractère sémiologique absolu de la gastralgie est la *douleur*.

Le caractère sémiologique absolu de la dyspepsie est la *dépendance de la digestion*.

La dyspepsie n'est point par elle-même une maladie douloureuse. L'épigastre est bien le siége habituel de sensations pénibles, lourdes, pesantes, de gonflement, d'angoisse, mais cela est aussi distinct de la douleur de la gastralgie que la pesanteur et l'anxiété précordiale, dans les maladies du cœur, sont distinctes de la douleur névralgique intercostale, que la constriction sternale et le point thoracique, dans l'asthme, sont distincts de la douleur déchirante de l'angine de poitrine. Dans les dyspepsies les plus douloureuses, c'est une sensation obtuse, diffuse. Dans la gastralgie, c'est une douleur aiguë, et presque toujours étroitement limitée.

Dans la dyspepsie, les manifestations symptomatiques dépendent directement et nécessairement de la présence des aliments dans l'estomac ; qu'elles suivent immédiatement, ou à distance, leur introduction, tous les dyspeptiques vous diront : si je ne mangeais pas, je ne serais pas malade.

Chez les gastralgiques, la douleur est indépendante de l'alimentation ; bien plus, chez un très-grand nombre, l'introduction des aliments la soulage ou la dissipe. Pour ces cas-là, le contraste est complet. Il est vrai qu'il en est un certain nombre où l'introduction des aliments détermine une douleur immédiate. Il paraît alors que la surface de l'estomac offre une sorte d'éréthisme nerveux qui ne souffre aucun contact. Mais alors c'est la douleur, et la douleur

aiguë, qui est le phénomène essentiel ; il est immédiat, et
ne se fait pas attendre, comme il arrive si souvent aux symptômes dyspeptiques ; enfin il est sollicité alors par la
moindre introduction, liquide ou solide, en quelque proportion que ce soit, ce qui ne se voit guère dans la dyspepsie.

Maintenant la gastralgie et la dyspepsie peuvent se rencontrer chez le même sujet. Aucune raison d'antagonisme
n'existe ici. Il peut arriver que, chez un dyspeptique, et
par suite même du trouble entretenu par la lenteur des
digestions, le système nerveux local s'exalte au point de
donner lieu à des phénomènes gastralgiques. Ou bien
encore il peut se faire que, chez un gastralgique, le retour
des douleurs finisse par troubler le mécanisme des digestions et détermine un état dyspeptique. Il y a longtemps
que j'ai proposé de désigner les cas de ce genre sous les
noms de *dyspepsie gastralgique* ou de *gastralgie dyspeptique*, suivant que l'une ou l'autre de ces formes dominera,
ou bien représentera l'élément duquel l'autre procédera ;
dénominations d'une grande importance, car elles indiquent à elles seules le caractère et l'ordre des indications
thérapeutiques.

On pensera peut-être que les choses ne se passent pas
toujours aussi nettement que je l'indique ici ; que le diagnostic de ces gastralgies n'est point toujours très-assuré ;
que le départ de la gastralgie et de la dyspepsie n'est pas
toujours aussi facile à préciser. Je ne le nie point du tout.
Mais il ne faudrait point confondre des questions de diagnostic avec des questions de nosologie. La nature des
choses ne change pas par la difficulté que l'on peut éprouver à la pénétrer.

Du reste, si je devais pousser plus loin ce parallèle

entre la dyspepsie et la gastralgie, je vous amènerais sur un terrain qui consacre d'une manière singulièrement significative ce que je viens de vous exposer à ce sujet : c'est celui de la thérapeutique.

La dyspepsie est toujours asthénique par elle-même, et la gastralgie toujours sthénique. Je me sers de ces expressions, un peu vieillies, parce qu'elles sont très-claires et rendent brièvement ce que je veux vous exprimer. Il en résulte que, dans les deux cas, les indications sont absolument opposées. De là l'extrême difficulté du traitement des gastralgies dyspeptiques et des dyspepsies gastralgiques, où des indications contraires se trouvent aux prises.

Mais ici encore la thérapeutique fournit un enseignement irrécusable ; car on voit quelquefois le traitement dédoubler la maladie, et amoindrir ou guérir la gastralgie en laissant la dyspepsie intacte, ou amener un résultat inverse.

III.

L'*étiologie* de la dyspepsie forme un des chapitres les plus intéressants et les plus instructifs dans l'histoire de cette maladie.

Je n'insisterai pas sur les causes directes et immédiates de la dyspepsie. Ce n'est pas là le point de vue qui doit nous attirer. Le type en est fourni par le défaut de préparations buccales suffisantes. Tout individu qui mâche incomplétement, par suite du mauvais état des dents ou de la muqueuse buccale, ou pour cause de précipitation, est à peu près infailliblement dyspeptique.

La qualité des aliments pourrait cependant donner matière à de curieuses observations. Il est des personnes qui ne peuvent digérer telle sorte d'aliments, ou telle substance alimentaire en particulier. Elles ne sont pas dyspeptiques tant qu'elles s'en abstiennent. C'est un défaut d'aptitude de l'estomac. Elles ne deviennent malades que si elles n'en tiennent pas compte. Les individus qui offrent les dyspepsies spéciales des graisses ou des féculents ne seraient pas dyspeptiques, s'ils savaient ou s'ils pouvaient les supprimer entièrement de leur alimentation.

Cependant il faut dire que, quoique l'art de bien manger doive tenir une grande place dans la prophylaxie de la dyspepsie, ce n'est pas aux abus ou aux irrégularités alimentaires que sont dues le plus grand nombre des dyspepsies. De telles circonstances, comme les excès alcooliques, jouent un rôle plus particulier dans l'étiologie de la gastralgie ou de la gastrite chronique, pour rester sur le terrain des influences locales.

Mais ce n'est pas sur ce côté de l'étiologie de la dyspepsie que je veux appeler votre attention.

Les causes de la dyspepsie, a dit Joseph Frank, comprennent l'étiologie tout entière. Et si vous voulez réfléchir aux conditions nombreuses de la réunion desquelles dépend l'accomplissement régulier de la digestion, vous reconnaîtrez, en effet, que tout ce qui peut apporter un trouble quelconque dans quelqu'une des grandes fonctions de l'économie, doit ou peut devenir une cause de dyspepsie. On peut dire qu'il faut se bien porter pour bien digérer. Il ne faut donc pas songer à énumérer les circonstances étiologiques de la dyspepsie; mais on peut en exposer les principaux traits.

Il suffit que l'équilibre de la circulation se trouve momentanément dérangé par l'immersion des extrémités dans l'eau chaude, par exemple, ou d'une partie du corps dans l'eau froide, pour que la digestion soit violemment troublée, et qu'il se produise une *indigestion;* il suffit encore, pour qu'il en arrive ainsi, d'une vive impression nerveuse, une frayeur, une émotion quelconque.

Eh bien, ce qui se produit d'une manière immédiate et si manifeste sous l'influence de ces causes accidentelles, arrive également sous l'influence de causes moins actives, mais continues, ou au moins répétées, empruntées pour la plupart à des habitudes hygiéniques, la vie sédentaire, les affections tristes, les préoccupations pendant le repas, le travail d'esprit ou certaines occupations mécaniques immédiatement après, l'irrégularité dans les repas, etc. Enfin, c'est là tout un ordre de faits dans lesquels nous voyons la digestion se troubler et la dyspepsie s'établir, parce que l'individu se trouve, par son propre fait, constamment ou habituellement placé dans des conditions défavorables au libre accomplissement de cette fonction. C'est ce que j'ai appelé des *causes hygiéniques* de la dyspepsie. Ici la dyspepsie est une maladie *protopathique*.

Mais il en arrivera de même encore, lorsque les conditions nécessaires à une bonne digestion se trouveront troublées par des modifications organiques ou fonctionnelles du système nerveux, de la circulation ou de la composition du sang.

C'est ainsi que nous voyons, dans l'anémie ou dans l'hydrémie, quel qu'en soit le point de départ, primitive ou consécutive, dépendant d'hémorrhagies, de fièvres intermittentes, d'une alimentation insuffisante, d'une profession insalubre, toutes conditions dans lesquelles la composition du sang aussi bien que la constitution du système nerveux sont profondément altérées, la dyspepsie apparaître parmi les phénomènes les plus constants et souvent les plus saillants de l'état constitutionnel. Nous retrouvons encore la dyspepsie dans presque toutes les maladies locales ou générales, dont l'effet est de déprimer les forces vitales et de rendre toutes les fonctions languissantes. Telle est, sans aucun doute, l'origine des dyspepsies qui accompagnent si souvent le catarrhe utérin et la métrite chronique, les scrofules, les longues suppurations, les convalescences prolongées, les fièvres intermittentes, les cachexies de toutes sortes. Telle est encore l'origine des dyspepsies qu'entraîne si fréquemment le mal de misère, et ce qui l'accompagne, nourriture insuffisante, logements insalubres, incurie des fonctions de la peau, etc.

Ce sont là des causes *physiologiques* de la digestion, que j'ai ainsi désignées (1) parce qu'elles agissent en troublant l'ensemble des conditions physiologiques qu'exige l'accomplissement régulier de la digestion. Ce sont là des dyspepsies *deutéropathiques*, et les plus fréquentes de toutes.

On voit que, si les causes de la dyspepsie, c'est-à-dire les circonstances sous l'influence desquelles elle peut se développer, sont innombrables, ce n'est pas en général dans l'estomac lui-même qu'il faut les chercher. La dyspepsie n'est une maladie locale que dans le plus petit nombre des cas. C'est presque toujours un état morbide deutéropathique, et qui, envisagé dans ses rapports avec les circonstances pathologiques qui l'accompagnent presque toujours, existe bien plus souvent comme effet que comme cause.

IV.

J'arrive au dernier point de cette étude : quelle part la dyspepsie prend-elle au développement des affections constitutionnelles ou des diathèses ? Je le traiterai plus

(1) Durand-Fardel, *Lettres médicales sur Vichy*, 1855 ; et supplément au *Dictionnaire des dictionnaires de médecine*, 1851.

brièvement que ce qui précède, par ce que je compte que c'est sur ce point surtout que nos honorables collègues auront à apporter des lumières. Cependant, vous me permettrez de vous dire ce que je pense à ce sujet, et surtout comment la question me paraît devoir être posée.

Il est un fait général que je ne conteste point : c'est que l'existence d'une dyspepsie ancienne et habituelle ne puisse exercer aucune action favorable au développement de telle ou telle affection générale. Tout est solidaire dans l'organisme. Je n'entends nullement que l'accomplissement des fonctions digestives doive se soustraire à cette loi générale de solidarité.

Mais s'il s'agit de voir dans la dyspepsie un élément pathogénique spécial d'une affection constitutionnelle quelconque, la question ne me paraît plus aussi simple, et la solution ne m'en paraît pas devoir être la même.

Il s'agit ici de savoir : quelle idée on peut se faire du rôle de la dyspepsie dans la pathogénie des affections constitutionnelles, et ce que l'observation clinique nous apprend sur ce sujet. Voyons d'abord quelles données pourra nous fournir la physiologie.

On ne saurait admettre que la dyspepsie détermine l'introduction dans l'économie d'éléments organiques imparfaits ou insuffisants. L'acte digestif ne fait point les éléments organiques, et ne saurait par conséquent les introduire. Il n'est destiné qu'à préparer et introduire des matériaux pour en faire. La question ne peut donc être que la suivante : la dyspepsie détermine-t-elle l'introduction de matériaux imparfaits ou insuffisants pour la formation des éléments organiques ?

Insuffisants, peut-être ; mais des matériaux de mauvaise qualité, il est permis d'en douter.

Comme je vous le disais tout à l'heure, il paraît certain

que la circulation peut ne fournir à l'estomac que des
matériaux insuffisants pour la digestion : mais nous ne
connaissons pas les altérations que ces matériaux eux-
mêmes peuvent subir. Nous ne connaissons pas de mauvais suc gastrique, pancréatique, etc. De même nous
devons admettre que les vaisseaux absorbants peuvent ne
trouver à introduire dans le sang qu'un chyle pauvre :
mais nous ne savons pas ce que c'est qu'un mauvais chyle.
Nous ne connaissons, pas de modifications des principes
azotés, sucrés ou gras, séparés par la digestion stomacale,
qui soient de nature à les rendre impropres à l'assimilation
ou aux transformations organiques.

A nos yeux, la dyspepsie est une digestion lente, pénible, laborieuse, mais une digestion effective. Aussi est-
ce une chose digne de remarque, que de voir la nutrition
se maintenir souvent d'une manière en apparence normale,
dans des dyspepsies même anciennes et considérables. Il
est vrai que l'on voit souvent aussi survenir de l'amaigris-
sement : mais je n'ai jamais vu de dyspepsie, quelque in-
vétérée qu'elle fût, amener les apparences de l'anémie ou
de l'hydrémie. N'oubliez pas que nous ne devons penser
ici qu'à la dyspepsie proprement dite, abstraction faite de
toute lésion organique des organes digestifs.

Remarquez que si nous ne voyons pas l'anémie ou l'hydrémie dépendre de la manière dont s'accomplit la digestion
gastro-intestinale, nous les voyons se développer très-
directement sous l'influence des désordres survenus dans
la structure ou le fonctionnement des organes qui paraissent destinés à la première évolution des éléments organiques eux-mêmes, le foie et la rate. Ici c'est la règle.

L'observation clinique est donc tout à fait d'accord avec
les notions que nous possédons sur ces points de physiologie.

Maintenant, ce qu'on entend par affections constitution-

nelles ou diathésiques nous représente des états de l'organisme fort différents.

Permettez-moi, à titre d'exemple, d'appeler votre attention sur quelques sujets en particulier.

Il est des affections constitutionnelles dans lesquelles nos
connaissances actuelles nous portent à penser qu'il y a
tendance à la production spéciale d'éléments organiques
imparfaits; ainsi la tuberculose et le cancer, peut-être la
scrofule.

Je crois bien que des habitudes dyspeptiques considérables et invétérées ne peuvent que favoriser une telle
tendance. Mais ce que je crois surtout, c'est qu'ici la spé-
cialité pathologique domine de très-haut le plus ou moins
de régularité avec laquelle s'opère la digestion gastro-
intestinale, et, dans tous les cas, il serait puéril d'attribuer
ici aucun caractère étiologique à tel ou tel phénomène dyspeptique, comme on en observe dans tant de circonstances.

Il est clair que les observations de notre savant collègue
M. Bourdon, touchant la dyspepsie primitive de la phthi-
sie pulmonaire, ne se rapportent pas à notre sujet. Cette
dyspepsie n'est elle-même en réalité qu'un phénomène de
la tuberculisation commençante; et d'ailleurs la plupart
des faits signalés par M. Bourdon ne me paraissent pas
appartenir à la dyspepsie simple.

Quant à la scrofule, il ne faut pas oublier que c'est une
affection presque toujours congénitale, que c'est une affection de l'enfance au moins, et que c'est là l'époque de la
vie où la digestion s'opère en général avec le plus d'activité
et de régularité.

Mais si nous nous adressons à des affections diathésiques
d'une autre nature, nous nous trouvons bien autrement
embarrassés pour assigner, physiologiquement, quelque in-

tervention pathogénique ou étiologique à la dyspepsie.

Prenons la diathèse urique. Prenons-en indifféremment les deux représentants, la goutte ou la gravelle urique. Que distinguons-nous ici, pour nous en tenir aux termes les plus simples du problème? Des principes azotés que l'organisme ne sait plus s'assimiler, et qui se retrouvent, soit dans l'urine, soit dans les tissus, et en particulier sur les surfaces articulaires. Mais il y a singulièrement loin, physiologiquement parlant, des surfaces articulaires ou des tubuli rénaux à l'estomac. Il y a moins loin, il est vrai, pour le sang, où Garrod retrouve un excès d'acide urique (1).

Mais il ne serait pas compréhensible que ce fût sous l'influence d'un état dyspeptique quelconque qu'il s'introduisît dans le sang un excès de principes azotés. Mais ce n'est pas d'un excès de principes azotés que dépend immédiatement la diathèse urique. Combien de goutteux et de graveleux réduisent d'une manière exagérée, et nuisible même, l'introduction d'une alimentation azotée, sans cesser de déposer de l'acide urique (ou des urates) dans l'urine ou dans les articulations ?

J'en puis dire autant du diabète. La dyspepsie des féculents peut bien entraver l'introduction du sucre dans le sang, mais elle ne saurait l'activer. Vous savez du reste qu'on peut interrompre l'introduction du sucre plus complétement que celle des principes azotés, et qu'on n'en reste pas moins diabétique pour cela.

Ce n'est donc pas parce qu'on introduit trop de sucre dans le sang ou trop d'azote, qu'on pisse du sucre ou de l'acide urique. C'est parce que le sang a perdu l'aptitude aux transformations que ces principes sont destinés à subir

---

(1) Garrod, *Gout and rheumatic gout.* London, 1859, p. 100.

dans l'organisme. Quel rôle la dyspepsie a-t-elle à jouer ici ? Il me paraît difficile de l'apercevoir.

Maintenant, que nous dit la clinique ? Elle nous montre la dyspepsie partout. Et je confesse qu'il est souvent difficile de s'y reconnaître, et d'assigner un rôle hiérarchique à tous les actes pathologiques que les affections constitutionnelles nous montrent réunis sur un même sujet. Ce qu'il y a de certain, c'est que les affections générales où domine la dépression des forces sont celles où la dyspepsie règne le plus constamment. On ne saurait même dire ici qu'elle soit l'effet plutôt que la cause de la maladie : elle en est un des éléments. Mais dans les affections diathésiques qui sont essentiellement caractérisées par une anomalie particulière de l'assimilation des principes introduits dans le sang (substances protéiques, substances respiratoires), comme la diathèse urique, le diabète, l'obésité (1), la dyspepsie ne joue qu'un rôle tout à fait accessoire.

Les diabétiques digèrent en général parfaitement bien, pendant les premières et souvent de longues périodes de leur maladie. Mais quand approche l'état cachectique, la dyspepsie survient, souvent du reste hâtée par le régime diététique auquel ils s'assujettissent.

La dyspepsie, chez les goutteux, est tout autre que chez les scrofuleux ou chez les anémiques. Il est vrai qu'il est, parmi les manifestations si variées de la diathèse urique, un type à caractères peu tranchés, où la dyspepsie prédomine. Les médecins anglais reconnaissent une dyspepsie goutteuse (*gouting dyspepsy*), dont la physionomie est assez particulière. Mais elle emprunte cette physionomie particulière aux habitudes hygiéniques de la contrée, et

(1) Voyez *Annales de la Société d'hydrologie médicale de Paris*, t. VIII, p 387, 1861-1862. *Mémoire sur le diabète*, par M. Durand-Fardel.

un pareil type se rencontre beaucoup plus rarement chez nous.

La dyspepsie acide est commune chez les goutteux, il est vrai. Mais moins qu'on ne l'a dit. On la retrouve surtout chez les goutteux qui suivent une hygiène semblable à celle dont je viens de parler. Il est un très-grand nombre de goutteux qui digèrent parfaitement. Car il ne faut pas considérer comme appartenant à la dyspepsie les troubles gastriques qui précèdent ou accompagnent les accès de goutte.

Dans la goutte chronique et cachectique, au contraire, on ne voit guère manquer la dyspepsie, comme dans la cachexie diabétique, comme dans toutes les cachexies.

Quant à la gravelle urique, je ne puis en aucune façon admettre la généralisation des quelques faits où notre honorable collègue M. Grimaud a pu la voir coïncider avec la dyspepsie. Il n'en est pas de même de la gravelle phosphatique. Celle-ci se relie toujours ou à des conditions constitutionnelles, ou à des catarrhes urinaires, que la dyspepsie accompagne le plus souvent.

Que voyons-nous dans tout ceci ? La dyspepsie, élément commun de toutes les affections constitutionnelles où les forces de l'organisme sont déprimées et le milieu sanguin appauvri; maladie le plus souvent deutéropathique, produit tantôt des causes qui ont entraîné l'affection constitutionnelle, tantôt des altérations organiques propres à cette même affection ; — mais rarement maladie protopathique, et ne se laissant guère attribuer de participation, soit à l'étiologie soit à la pathogénie des affections constitutionnelles ou diathésiques.

Un point me reste à examiner. Les dyspepsies empruntent-elles aux affections constitutionnelles dans lesquelles on les observe, des caractères particuliers qui permettent, par eux-mêmes, de reconnaître le milieu auquel elles appar-

tiendraient ? En d'autres termes, existe-t-il, au point de
vue sémiologique pur, une dyspepsie scrofuleuse, goutteuse, herpétique, rhumatismale, etc.?

Ceci nous entraîne encore dans une question de pathologie générale : les affections constitutionnelles ou diathésiques impriment-elles des caractères particuliers et définis
aux maladies locales qui se trouvent sous leur dépendance? Cette question a été très-diversement jugée, bien
qu'elle semble au premier abord être du ressort de l'observation pure. Vous savez qu'on décrivait, il y a une tren-
taine d'années, des ophthalmies scrofuleuse, catarrhale,
arthritique, rhumatismale, etc., avec une attribution res-
pective de caractères anatomiques et sémiologiques
qui semblaient en faire autant de maladies différentes.
M. Bazin s'attache encore aujourd'hui à assigner des
caractères particuliers à toutes les variétés de dermatoses
qu'il rencontre chez les scrofuleux, et qu'il réunit sous le
nom de scrofulides.

De son côté, M. le professeur Monneret nie formellement
que les actes morbides spécifiques puissent être distin-
gués par leurs caractères extérieurs, des mêmes maladies
non diathésiques (1). Il y a bien là quelque exagération :
mais M. Monneret a raison de réagir contre la tendance
qui existe à grossir et à multiplier au delà du vrai les
caractères particuliers que les diathèses imprimeraient aux
maladies locales ou aux actes pathologiques qui sont sous
leur dépendance, ou qui surviennent durant leur cours.
Les cliniciens qui, à l'inspection d'une dermatose, d'une
ophthalmie, d'une dyspepsie, d'une gastralgie, reconnaissent le caractère scrofuleux, ou rhumatismal, ou goutteux,
ou herpétique, de l'affection générale, me rappellent ces

____

(1) Monneret, *Traité élémentaire de pathologie interne*, 1865, t. II,
p. 253.

diagnostics bien autrement surprenants de Gall, de Lavater, de Desbarolles, ou de leurs disciples, qui, sur une protubérance du crâne, un trait du visage, un pli de la main, paraissent reconstruire toute une biographie, et souvent étonnent par la sagacité de leurs aperçus et la justesse de leurs découvertes. Ce sont tout simplement des observateurs d'une singulière pénétration, qui, sans en avoir conscience peut-être, mettent à profit tous les renseignements que la physionomie, la parole, l'attitude, peuvent leur fournir.

Un clinicien habile, alors même qu'il croit tirer son jugement de la considération exclusive d'un acte pathologique, n'a pu soustraire à son entendement tant d'autres éléments de diagnostic, que la seule inspection d'un malade révèle à un œil exercé.

Pour ce qui concerne la dyspepsie, il faut reconnaître que certaines formes de la dyspepsie, ou maladies dyspeptiques particulières, se rencontrent de préférence dans certaines affections constitutionnelles : ainsi la dyspepsie acide chez les goutteux, la dyspepsie flatulente chez les hystériques et chez les hypochondriaques ; ainsi la dyspepsie gastralgique est plus commune chez les rhumatisants, plus rare chez les scrofuleux, la dyspepsie vertigineuse très-particulière aux anémiques : mais je dois ajouter que, étant donnée une de ces formes particulières de la dyspepsie, je n'ai jamais vu que la nature de l'affection constitutionnelle ou diathésique lui imprimât une physionomie spéciale, qui permît de reconstituer, avec les anciennes nosologies, une dyspepsie goutteuse, rhumatismale, scrofuleuse, etc.

La signification générale des considérations que je viens d'avoir l'honneur de vous présenter, est que la dyspepsie se relie presque toujours à quelque condition générale de l'organisme, constitutionnelle ou diathésique, quelquefois à peine pathologique, mais toujours en dehors de l'état à proprement parler physiologique.

Elle se présente à nous comme un effet bien plus que comme une cause. Et l'on peut dire que, bien que le trouble des fonctions de l'estomac soit le caractère essentiel de la dyspepsie, ce n'est pas, dans la plupart des cas au moins, dans l'estomac lui-même qu'est la maladie.

Ceci explique le peu de résultats que l'on obtient en général des médications locales opposées à la dyspepsie, et des médicaments digestifs.

Ceci explique également comment au contraire on voit la dyspepsie s'amoindrir ou guérir sous l'influence de toutes sortes de médications générales et de pratiques hygiéniques ; comment toutes les eaux minérales, les bains de mer, l'hydrothérapie, peuvent revendiquer avec raison des applications efficaces à son traitement.

C'est pour cela encore que tant de gens sont dyspeptiques pendant l'hiver et non pendant l'été, pendant l'époque de leurs occupations et non durant celle de leurs loisirs, pendant leur séjour à la ville et non plus à la campagne ; c'est pour cela qu'on est dyspeptique pendant un séjour triste ou ennuyeux et qu'on cesse de l'être si des distractions ou un autre cours d'idées viennent à surgir ; et cela indépendamment du genre d'alimentation, de l'habitude des repas, en un mot de l'hygiène particulière, spécialement de l'hygiène diététique.

Vous retrouvez ici la double série des causes physiologiques et des causes hygiéniques que j'ai assignées à la dyspepsie, et, si je ne me trompe, vous retrouvez, dans ces dernières indications, la consécration des principales idées que j'ai cherché à faire prévaloir dans cette étude.

Paris. — Imprimerie de E. Martinet, rue Mignon, 2.